CONTRIBUTION

A

L'ÉTUDE DE LA GALE

PAR

Georges MAILHETARD,

Docteur en médecine de la Faculté de Paris.

PARIS

ADRIEN DELAHAYE, LIBRAIRE-ÉDITEUR

PLACE DE L'ÉCOLE-DE-MÉDECINE.

1875

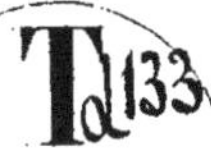

CONTRIBUTION

A

L'ÉTUDE DE LA GALE

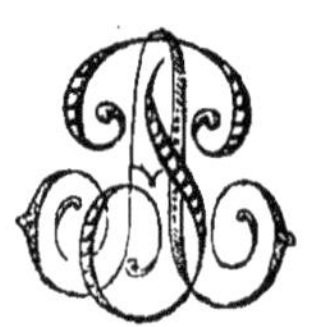

Paris. A Parent, imprimeur de la Faculté de Médecine, rue M^r-le-Prince, 31.

CONTRIBUTION

A

L'ÉTUDE DE LA GALE

PAR

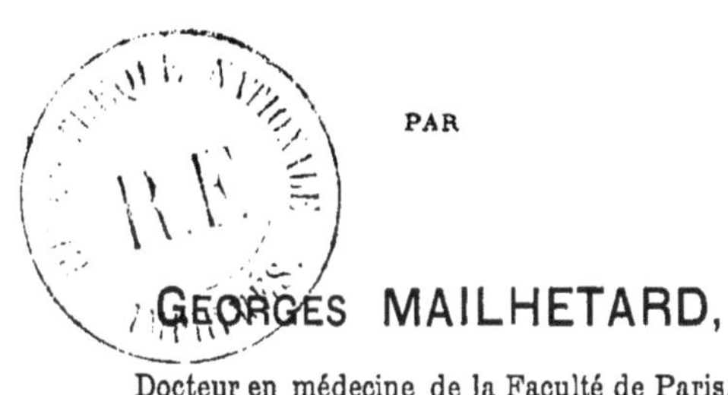

GEORGES MAILHETARD,

Docteur en médecine de la Faculté de Paris.

PARIS

ADRIEN DELAHAYE, LIBRAIRE-ÉDITEUR

PLACE DE L'ÉCOLE-DE-MÉDECINE.

1875

A LA MÉMOIRE

DE MON PÈRE

Témoignage d'une reconnaissance éternelle.

CONTRIBUTION

A

L'ÉTUDE DE LA GALE

INTRODUCTION.

Placé, en qualité d'élève externe, sous les ordres d'un
chef éminent, M. le professeur Hardy, il nous a été permis, pendant le long séjour que nous avons fait à l'hôpital Saint-Louis, d'observer un nombre immense de galeux;
et nous avons pu nous convaincre que cette maladie, d'un
diagnostic généralement facile, se présentait cependant
quelquefois avec des caractères qui ne laissaient pas que
d'embarrasser les élèves encore peu familiarisés avec les
maladies de la peau. Plusieurs fois même nous avons été
témoin, tant à la consultation de l'hôpital que dans le service, d'erreurs grossières commises à ce sujet par des
jeunes gens qui, sur le point d'aller s'établir en province,
venaient jeter un dernier coup d'œil sur cette pathologie
de la peau, si difficile pour ceux qui ne l'ont étudiée que
dans les livres.

Nous avons donc pensé pouvoir être, pour cette raison,
de quelque utilité en traitant un sujet avec lequel nous

sommes quelque peu familiarisé. Mais, en agissant ainsi, nous n'avons pas la prétention d'ajouter, aux nombreux ouvrages publiés sur ce sujet, une nouvelle notice complètement originale ; nous n'avons fait que résumer les auteurs qui ont traité la question, et nous nous sommes surtout appuyé sur les exemples que nous avons observés à l'hôpital ; n'avançant jamais un fait que nous n'ayons observé, ou dont nous n'ayons entendu proclamer hautement la valeur par notre maître, dont nous avons toujours écouté les leçons avec fruit.

Avant de finir nos études médicales, nous sommes heureux de trouver ici l'occasion de remercier M. Hardy de la bienveillance qu'il n'a cessé de nous témoigner, et des conseils si utiles que nous avons pu recueillir pendant les deux années que nous avons passées auprès de lui.

DÉFINITION.

On désigne sous le nom de gale (Ψωρα des grecs, Scabies des latins) une maladie de la peau, essentiellement contagieuse, caractérisée par des démangeaisons, des éruptions diverses et produite par la présence, à la surface de la peau, d'un parasite animal appelé acare.

Cette définition, semblable à celle donnée par MM. Bazin et Hardy, permet de placer la gale dans une classe spéciale de maladies qui ont reçu des auteurs précédents le nom de maladies cutanées parasitaires. Mais, pour montrer combien il est raisonnable d'avoir agi ainsi, nous nous croyons obligé d'entrer dans quelques développements sur ce sujet.

A l'époque où l'on considérait la gale comme produite par une altération des humeurs, on la plaçait parmi les maladies cutanées de causes internes ; erreur grossière qui n'a plus besoin d'être réfutée de nos jours. Alibert, dans son livre sur les dermatoses, qui parut au commencement de ce siècle, place la gale parmi les maladies scabieuses ou prurigineuses ; se fondant pour cela sur un seul des signes de la gale : le prurit, signe commun à beaucoup d'éruptions très-dissemblables, avec lesquelles cependant la gale se trouve confondue. Après Alibert, Willan et Bateman son élève, puis Biett qui a apporté quelques modifications à leur classification, ont placé la gale parmi les maladies vésiculeuses ; regardant ainsi la vésicule comme le caractère distinctif de la maladie. Tout en reconnaissant le mérite de la classification de ces auteurs, classification qui a permis d'étudier les maladies de la peau mieux qu'on ne l'avait fait avant eux, on ne peut s'empêcher de la trouver vicieuse en ce qui concerne la gale, qui se trouve alors rangée à côté de l'herpès, de l'eczéma, maladies tout à fait dissemblables par leur nature, leurs symptômes, leurs causes, leur traitement. De plus, il est impossible aujourd'hui de considérer la gale comme une maladie essentiellement vésiculeuse, attendu qu'elle peut exister sans vésicules et que, lorsque celles-ci existent, elles ne constituent pas la lésion caractéristique de cette maladie.

MM. Bazin et Hardy, plus précis que leurs devanciers, se sont vus dans l'obligation de créer une nouvelle classe, qu'ils ont ajoutée à celles qui existaient déjà, et qu'ils ont désignée sous le nom de maladies cutanées parasitaires. Nous adoptons complètement cette division qui paraît d'autant plus logique que, en dehors de leur cause commune, la présence du parasite, les affections, qui entrent dans ce groupe de maladies, présentent quelque chose de particulier dans leur marche et qu'elles réclament, pour disparaître, l'emploi de moyens divers, mais qui portent tous en thérapeutique le nom d'agents parasiticides.

L'histoire de la gale peut être divisée en deux périodes : l'une qui s'étend depuis l'époque où l'on a commencé à écrire sur les maladies jusqu'au commencement du xixᵉ siècle ; et l'autre qui commence en 1820 environ, pour finir à nos jours.

De ces deux périodes, la seconde est certainement la plus intéressante ; car c'est surtout dans notre siècle qu'ont paru les travaux les plus importants sur la question , et que l'on est arrivé à n'avoir plus de doute sur la nature de cette affection. C'est donc surtout sur cette seconde période que nous insisterons, sans toutefois négliger la premiéres qui présente aussi un intérêt historique tout particulier.

Mais tout en reconnaissant l'intérêt qui s'attache à une semblable question, nous passerons rapidement sur l'histoire de cette première période, et nous ne nous arrêterons pas à discuter toutes les opinions qui ont été émises, pour savoir si la gale était une affection connue ou ignorée des anciens. Nous nous permettrons seulement de dire que nos recherches sur ce sujet nous ont porté à croire que la gale devait être connue des Grecs, des Romains et des Arabes ; et que non-seulement ils n'ignoraient pas cette maladie, mais même ils connaissaient son caractère contagieux et l'efficacité particulière du soufre dans son traitement. Mais, il faut bien le dire, si la gale était connue des anciens, elle l'était mal et elle devait souvent être confondue avec d'autres éruptions ; car si chez les Grecs le mot ψωρα a été appliqué à la gale, il l'a été aussi à d'autres maladies cutanées ; et le scabies des latins, que tous les auteurs ont considéré comme se rapportant à la gale, offrait, dans la description des auteurs de ce temps, la plupart des traits du lichen actuel.

Si l'on savait à cette époque qu'il existait une maladie dont les principaux symptômes paraissent désigner la gale, on ignorait complètement quelle était sa nature. Il faut arriver jusqu'au xiie siècle pour entendre prononcer le mot de parasite. Avenzoar est le premier auteur qui fasse mention de l'acare ; viennent ensuite Guy-de-Chauliac, Ambroise Paré, Rabelais. Mais à cette époque encore, cet insecte était mal connu et même mis en doute, à tel point que Mercuriali, dans son ouvrage (*De morbis cutaneis*) paru en 1601, considère la gale comme une maladie causée par les humeurs perverties.

Les choses en étaient là, quand l'invention du microscope en 1619 vint apporter de nouvelles lumières sur la question et permit d'étudier ces petits animalcules, que plusieurs prétendaient trouver chez les individus atteints de la gale. Des figures plus ou moins grossières furent même dessinées par Hauptman, Michael Ethmuller, Cestoni. Ce dernier, dans ses lettres, écrivait qu'il était convaincu, d'après ses recherches, que la gale était une maladie contagieuse produite par un animal ; et que pour la guérir il fallait détruire cet animal. Ces publications ne firent nullement avancer la pathologie de la gale, car à ce moment l'acare occupe seulement l'attention des naturalistes, Linné et Geoffroy en France, qui en ont donné une assez bonne description. Les médecins de la fin du xviiie siècle et du commencement du xixe, qui se sont occupés des maladies de la peau et parmi lesquels nous citerons surtout Willan, Bateman, Alibert, tout en reconnaissant que chez les galeux on rencontrait souvent des parasites, n'en continuèrent pas moins à considérer la gale comme une affection de cause interne, tenant à une altération des humeurs.

A la fin de cette première période, nous voyons donc que la gale commence à être assez bien connue en tant que maladie ; mais qu'il n'en est pas de même de sa cause et que l'existence du parasite, tour à tour admise et rejetée par les différents auteurs qui se sont succédé, est à la fin définitivement abandonnée mais pour un temps seulement, car dans la seconde période nous allons la voir reprendre le dessus avec une nouvelle vigueur. Cette fois son évidence deviendra tellement claire pour tous qu'elle ne pourra plus être mise en doute par personne.

Ce n'est en effet que dans ce siècle, à partir de 1820 ou 1830, que l'histoire de la gale commence à devenir intéressante pour le clinicien. En effet, c'est seulement à partir de cette époque que l'on arrive à dégager cette maladie de toutes les éruptions, avec lesquelles elle avait été confondue jusque-là ; à la mettre à la place qu'elle doit occuper dans la classification des maladies de la peau ; et à établir définitivement l'existence de l'acare comme la cause unique de la gale.

En 1812, Gales, pharmacien à l'hôpital Saint-Louis, montra un animal qu'il prétendit être l'acare ; mais il fut, peut-être à tort, traité d'imposteur, parce que Raspail trouva que cet animal avait beaucoup de ressemblance avec la mite du fromage. Ce n'est ensuite qu'en 1834 que la nature parasitaire de la gale fut de nouveau mise en question, cette fois pour être résolue complètement. Un étudiant du nom de Rénuci montra l'acare qu'il enlevait de l'extrémité du sillon à l'aide d'une épingle et plusieurs purent comme lui constater de cette façon la présence de l'acare. A partir de cette époque jusqu'à nos jours, un grand nombre de travaux importants sont venus éclairer la question. Maintenant la nature parasitaire de la gale est reconnue et admise par le plus grand nombre de médecins, qui considèrent l'acare comme la seule cause de la gale. Cependant M. Devergie est encore un des rares auteurs qui persistent à penser que là n'est pas la seule cause de cette maladie. Dans son traité des maladies de la peau, après une longue discussion, il conclut ainsi :

1° Que la gale peut être une maladie spontanée.

2° Que si l'acarus coïncide constamment avec la gale, la théorie de son existence peut tout aussi bien admettre l'insecte comme produit morbide que comme cause morbide et agent de transmission. Nous n'essaierons pas de démontrer le peu de valeur de ces deux propositions ; tous les travaux modernes les ont suffisamment combattues et les faits sont trop évidents, pour qu'on puisse venir contester ce qui n'est plus un secret pour personne, à savoir la nature essentiellement parasitaire de la gale.

Nous ne pouvons mieux terminer cet exposé historique, encore très-incomplet, qu'en citant les auteurs modernes qui ont publié les travaux les plus importants sur ce sujet et auxquels nous avons emprunté la plupart des faits qui vont suivre. Parmi eux, nous nommerons surtout MM. Albin Gras, Aubé, Hébra (de Vienne), plus récemment MM. Bourguignon et Lanquetin, qui ont surtout traité la question au point de vue entomologique. Enfin, grâce aux travaux thérapeutiques entrepris par MM. Bazin et Hardy, la gale est devenue aujourd'hui une des affections les mieux étudiées et les mieux connues dans sa nature et dans son traitement.

ÉTIOLOGIE.

De même que la plupart des maladies parasitaires, la gale est l'effet d'une seule cause : la présence de l'acare sur l'enveloppe cutanée de l'homme. Aujourd'hui, presque tous les dermatologistes sont parfaitement d'accord pour reconnaître cette cause unique, et l'on n'essaye même plus de faire revivre et de discuter la théorie sur l'altération des humeurs, que, dans les siècles passés, on considérait comme produisant la gale. Nous en avons, du reste, déjà suffisamment parlé, et nous avons cité M. Devergie comme étant encore un des rares auteurs, qui admettent la génération spontanée des acares à la suite d'une altération de l'organisme.

Le seul mode de transmission de la maladie est la contagion et, pour qu'un individu prenne la gale, il faut nécessairement qu'il ait eu quelques relations directes ou indirectes avec un autre individu déjà atteint de cette maladie. Le contact immédiat produit plus souvent la maladie que le contact médiat, cela dans une proportion de 90 à 95 pour 100. Si, en effet, l'on interroge les malades, on constate que c'est presque toujours par le fait d'avoir couché avec un autre individu qu'ils ont gagné des acares. Cette réponse est faite si souvent qu'elle peut être retournée et venir par cela même confirmer le diagnostic. Bien des fois, en effet, il nous est arrivé, à la consultation de l'hôpital Saint-Louis, de fortifier notre diagnostic par la connaissance de ce fait, que le consultant avait couché avec une autre personne atteinte de démangeaisons. D'un autre côté, lorsqu'un malade vient à la consultation et qu'il possède des acares, avant de lui donner une carte, pour se faire soigner, nous ne manquons pas de lui demander s'il couche seul et, si sa réponse est négative, nous lui recommandons d'envoyer la personne avec laquelle il couche réclamer aussi le traitement de l'hôpital. Si l'on agissait autrement, le premier malade une fois frotté ne manquerait pas de contracter de nouveau la maladie, puisqu'il serait placé dans les mêmes conditions qui ont favorisé auparavant la production de la gale.

Le contact immédiat la nuit est donc le mode de transmission le plus fréquent de [la gale. Depuis les travaux qui sont venus nous révéler les mœurs des acares, on comprend facilement qu'il ne peut en être autrement. M. Aubé, en 1836, et plus tard MM. Bourguignon et Lanquetin, par leurs études approfondies sur l'acare, nous ont appris que cet insecte est un animal nocturne qui le jour se tient caché dans la retraite qu'il s'est creusée sous l'épiderme, pour en sortir la nuit afin de pourvoir à ses besoins. Aussi, est-ce le moment où les démangeaisons sont les plus vives. Sous ce point de vue, l'acare peut être comparé à la punaise, qui, la nuit, attaque l'homme pour se retirer dans des lieux obscurs aussitôt que le jour apparaît.

Ce que nous venons de dire sur les mœurs des acares, nous montre pourquoi la gale se communique plus difficilement le jour par les rapports indirects que les individus ont entre eux. C'est ce qui explique aussi pourquoi les médecins, les gens de service qui soignent les galeux, attrapent assez rarement la maladie. C'est le plus souvent en se servant d'instruments, en portant des vêtements qui ont servi à des galeux que la contagion se fait pendant le jour. Rarement c'est en donnant une poignée de main, car le contact n'est pas assez prolongé.

La maladie s'observe également dans les deux sexes ; quels que soient l'âge, le tempérament, la saison, le climat, la profession ou le genre de vie des individus. Mais, dans ces diverses conditions, il existe des différences sur lesquelles nous devons insister. Si, par exemple, la gale peut exister dans toutes les conditions de la vie sociale ; il faut dire cependant qu'on la rencontre, le plus souvent, chez les gens plongés dans la misère ou qui vivent dans la malpropreté, surtout lorsque ces individus sont réunis en grand nombre dans le même lieu ; ce qui a pu faire dire que la gale revêtait quelquefois un caractère épidémique. Les gens de la classe aisée, au contraire, sont rarement atteints de cette maladie qui, chez eux, ne se communique que par les gens qui sont à leur service.

Relativement à l'âge, on a pensé un instant que la maladie était plus fréquente chez les enfants et chez les adultes ; mais il n'en est rien toute proportion gardée.

Pour ce qui est de la saison, il est un fait certain, ç'est que la maladie est plus connue l'hiver que l'été. Il suffit, pour se convaincre de ce fait, de suivre plusieurs fois l'été et l'hiver les consultations de l'hôpital Saint-Louis, pour voir combien le nombre des galeux qui se présentent est différent dans les deux saisons. L'hiver, sur 200 malades, qui se présentent à la consultation, il y a au moins 15 ou 20 galeux ; à mesure que la saison froide disparaît, on voit ce nombre décroître et enfin en été il nous est arrivé quelquefois de ne pas voir un seul galeux dans une consultation.

Si le tempérament joue un grand rôle dans l'étiologie des maladies de la peau en général, il a aussi son influence sur la maladie qui nous occupe. A ce propos, nous ferons remarquer que certains malades offrent pour ainsi dire une prédisposition qui les porte à attraper la maladie plus facilement que d'autres ; et il semble alors qu'il faille à l'acare un terrain favorable à son développement sous peine de le voir s'étioler et même disparaître spontanément, au bout de quelque temps. D'après M. Hardy, les individus qui paraissent offrir les conditions de germination les plus favorables et qui sont le plus exposés à contracter la gale ou les maladies parasitaires en général, ce sont les gens épuisés par la misère ou les maladies, les scrofuleux par exemple.

La gale peut-elle se communiquer des animaux à l'homme et réciproquement ? Lorsque l'on a commencé à étudier l'acare, on lui a trouvé une grande ressemblance avec un autre insecte, qui produit à peu près la même maladie chez le chien et chez d'autres animaux. En même temps, plusieurs faits de transmission de la gale des animaux à l'homme ont été rapportés par les auteurs. Nous citerons entre autres les observations rapportées par Alibert et Biett, dans lesquelles il est dit que beaucoup de personnes appelées à donner des soins à des animaux galeux, qui avaient été amenés au Jardin des Plantes, ont été affectées de la gale. On n'a pas manqué alors de faire remarquer la relation qui existait entre ces deux faits, et l'on en a conclu que la gale était une maladie transmissible des animaux à l'homme et réciproquement. De nos jours encore, M. Bazin admet que cette transmission peut avoir lieu ; et il ajoute que, dans ce passage d'une espèce animale à l'autre, il ne lui paraît pas déraisonnable de penser que le parasite puisse subir certains changements, dans sa forme ou dans son organisation, sans que toutefois il y ait transformation d'une espèce dans une autre. M. Bourguignon lui aussi, qui regardait autrefois cette transmission comme impossible, la considère maintenant comme démontrée. Pour expliquer ce fait, il admet chez certains herbivores deux espèces de gale : l'une qui leur est exclusivement propre, qui est dû à la présence d'un sarcopte particulier et qu'ils ne peuvent nous transmettre ; l'autre, qui se rapproche de celle des carnivores, est produite par des sarcoptes à sillons et qui peut nous être transmise. Mais M. Hardy, dont nous approuvons parfaitement l'opinion à cet égard, est très-explicite sur cette question. Il ne peut admettre cette transmission de la gale d'une espèce animale dans une autre. Il se base pour appuyer son dire : sur ce que cette transmission n'a pu être observée de nos jours d'une manière évidente, alors que les éruptions cutanées sont mieux étudiées qu'autrefois; sur ce fait que des hommes peuvent vivre continuellement avec des animaux atteints de la gale sans pouvoir contracter la maladie et que si par hasard quelques insectes viennent à s'égarer sur la peau de l'homme, ils ne peuvent y vivre ; sur ce qu'enfin l'acare des animaux, et du chien en particulier sur lequel cela a été constaté par M. Leblanc vétérinaire, diffère essentiellement quant à sa forme de celui de l'homme. En poussant même la question jusque dans ses dernières limites, il y a tout lieu de croire que non-seulement le parasite qui produit la gale n'est pas le même chez l'homme et chez les animaux, mais aussi qu'il diffère dans chaque espèce animale.

Pour résumer ce qui a rapport à l'étiologie, qu'il nous soit permis de tirer les conclusions suivantes :

1° La gale est une maladie contagieuse.

2° Elle reconnaît une cause unique : la présence de l'acare à la surface de la peau de l'homme.

3° La contagion a lieu le plus souvent la nuit à la suite d'un contact immédiat.

4ᵉ La transmission de la maladie ne peut avoir lieu que de l'homme à l'homme, et non de l'homme aux animaux ou réciproquement.

SIEGE DE LA MALADIE.

Excepté sur la tête et le visage, la gale peut exister sur toutes les parties du corps. Mais il est cependant des régions où on la rencontre presque toujours et qui ont été considérées comme le siége de prédilection de cette maladie, tandis qu'au contraire elle est rare en d'autres points, et, lorsqu'on la rencontre dans ces derniers, cela tient le plus souvent à sa généralisation. Cependant, il faut bien savoir qu'on peut quelquefois trouver des sillons dans des points insolites, sans qu'il en existe ailleurs. Si l'on ne prenait garde à ce fait, on s'exposerait à commettre des erreurs de diagnostic toujours très-préjudiciables. L'exemple suivant, rapporté par M. Bazin, est sur ce point de vue digne du plus haut intérêt. Appelé en consultation, dans une institution, pour un élève qui éprouvait depuis quelque temps des démangeaisons très-vives sur tout le corps, démangeaisons qui étaient plus fortes la nuit que le jour ; M. Bazin ne trouva rien, ni aux mains, ni aux pieds, ni à la verge, qui pût faire supposer l'existence de la gale. Cependant, après avoir parcouru avec le plus grand soin toutes les parties du corps, il finit par découvrir sur l'épaule droite un sillon caractéristique d'où il lui fut possible d'extraire l'acare. Le diagnostic était fait à l'instant même, ll'enfant avait la gale. On comprend sans peine, dit M. Bazin, les tristes conséquences qu'aurait pu avoir pour le maître de pension une erreur de diagnostic.

C'est généralement dans les points où la peau est fine et le plus souvent au niveau des articulations, du côté de la flexion, que se rencontre la gale. Par ordre de fréquence, nous citerons la face dorsale des mains, les espaces interdigitaux, les poignets, la partie antérieure du ventre, la partie antéro-interne et supérieure des cuisses, la verge chez l'homme, le mamelon chez la femme, les fesses chez les enfants. Chez ces derniers, le siége de la gale aux fesses tient à l'habitude contractée par les nourrices de porter les enfants sur les bras ; de cette façon les fesses de l'enfant se trouvent directement en contact avec le poignet de la nourrice, siége de prédilection de la gale. Les autres parties du corps peuvent aussi être atteintes par la maladie, mais cela est plus rare.

Il faut en outre citer certaines anomalies dans le siége de la gale, anomalies qui tiennent le plus souvent aux habitudes et aux professions des individus, et qui fait que la maladie n'occupe pas sa place ordinaire ; c'est ainsi qu'on rencontre rarement la gale aux poignets et aux mains, chez les ouvriers qui manient des accides concentrés ou des substances toxiques ; tels sont les chapeliers, les teinturiers, ou bien chez ceux dont les téguments des mains sont endurcis par des agents physiques ou chimiques, par exemple, les forgerons, les artisans. Au contraire la contagion est plus facile dans ces mêmes parties chez les tailleurs, les fripiers exposés à toucher des étoffes malpropres.

Pour ce qui est du siége occupé sur la peau par l'acare, nous ferons remarquer que cet insecte a cela de différent avec la plupart des parasites animaux, qu'il ne vit pas à la surface extérieure du corps, mais qu'il se cache sous l'épiderme, où il se creuse une sorte de terrier, d'où il ne sort que pour causer ses ravages ; aussi est-ce sous l'épiderme qu'il faut aller le chercher.

SYMPTOMES

La gale présente des caractères pathognomoniques qui permettent au médecin de la reconnaître sans hésitation. Ces caractères sont au nombre de deux : le sillon et l'acare qui le produit. Mais à côté de ces signes certains, il en est un plus grand nombre qui, tout en n'étant pas spéciaux à la maladie, s'y rencontrent tellement souvent, qu'en leur présence l'attention est éveillée et le médecin doit aussitôt se mettre à la recherche des signes pathognomoniques. Ils revêtent même quelquefois des caractères si particuliers qu'il est permis, par le seul fait de leur constatation, de se prononcer sur la nature de la maladie en l'absence des sillons et des acares.

Nous allons donc passer en revue ces principaux symptômes, en indiquant la valeur et les caractères particuliers de chacun d'eux ; puis nous décrirons en second lieu, les sillons et les acares ; et nous terminerons ce chapitre par quelques considérations sur les différentes variétés de gales que l'on peut rencontrer.

Lorsqu'un individu est atteint de la gale, le premier symptôme qui se manifeste à lui, c'est la démangeaison. Celle-ci n'apparaît le plus souvent que quelques jours après la contagion ; ce qui a fait admettre pour cette maladie une première période d'incubation dont la durée serait de trois à dix jours ; période pendant laquelle il ne se manifeste aucun symptôme, si ce n'est un léger prurit en quelques points du corps. Souvent, en effet, le contact malsain n'a permis le passage que d'un petit nombre d'acares, un ou deux quelquefois ; et, chez les personnes peu sensibles, ce nombre n'est pas suffisant pour occasionner un prurit qui attire leur attention. Il faut alors attendre que les insectes se soient reproduits en nombre suffisant pour que les démangeaisons soient perçues ; le grattage survient ensuite et avec lui toutes les autres lésions. La maladie est alors constituée.

Cette démangeaison peut exister sur tous les points du corps ; mais c'est généralement au ventre, aux mains, à la partie antérieure des cuisses qu'elles se rencontrent tout d'abord ; mais, si la gale n'est pas soignée, elle finit par se généraliser et alors les démangeaisons peuvent, elles aussi, être générales.

C'est surtout la nuit qu'elles se manifestent. On pensait autrefois que cette prédominance des démangeaisons pendant la nuit reconnaissait pour cause : soit la chaleur du lit, soit l'effet des boissons alcooliques ou des aliments excitants, soit enfin tout ce qui peut augmenter la circulation vers la peau. Bien que l'influence de ces causes soit incontestable, il faut reconnaître qu'elle n'est pas suffisante ; et depuis que l'on sait que l'acare est un animal nocturne, qui a son activité la plus grande la nuit, on lui attribue les démangeaisons exagérées qui surviennent à ce moment.

Ces démangeaisons, quelquefois très-faibles chez les personnes peu sensibles ou qui ont la peau épaisse, deviennent au contraire très-vives chez les personnes nerveuses, facilement excitables et qui ont la peau fine et délicate. Faibles au début, elles augmentent avec le nombre des acares et sont au bout d'un certain temps assez intenses pour fatiguer le malade et lui empêcher tout sommeil. Elles sont presque toujours accompagnées de grattage ; lequel devient la cause d'éruptions diverses, dont nous allons parler et qui se rencontrent dans presque toutes les maladies donnant lieu à des démangeaisons vives ; telles sont : la phthiriase, l'urticaire, l'ictère.

La présence de l'acare à la surface de la peau et le grattage occasionné par les démangeaisons donnent lieu à diverses éruptions, de nature inflammatoire, qu'il est rare de ne pas rencontrer chez les gens atteints de la gale. Ces éruptions apparaissent généralement quelques jours après le début des démangeaisons et elles ne se montrent pas toutes à la fois sur le même individu. Il en est que l'on rencontre presque toujours, tandis que d'autres ne se montrent que rarement. Parmi ces éruptions, les vésicules sont celles que l'on rencontre le plus souvent. Au commencement de ce siècle, les Willanistes les avaient regardées comme constituant l'élément anatomo-pathologique de la gale et ils les considéraient comme un signe tellement certain de cette maladie qu'ils l'avaient définie : une lésion vésiculeuse. Toutes les fois que les vésicules manquaient, ils ne croyaient point avoir affaire à la gale. Aujourd'hui, bien que cette éruption soit une des plus communes, surtout au début de la maladie, on n'attache plus une importance aussi grande aux vésicules ; d'abord parce qu'elles peuvent manquer chez des galeux, et qu'en outre elles se rencontrent dans d'autres maladies d'une nature différente. Ces vésicules sont assez volumineuses, isolées les unes des autres et n'ayant par cela même aucune tendance à se réunir. Elles existent en nombre variable et siégent de préférence aux mains, aux poignets, dans l'intervalle des doigts. Une fois développées, elles ne restent pas longtemps à leur état primitif ; ou bien le liquide qu'elles contiennent se résorbe et l'épiderme se desquame, ou bien, si le malade se gratte beaucoup, les vésicules sont déchirées, la sérosité s'écoule au dehors et se concrète en petites écailles ou croûtes, qui simulent celles qui résultent de la rupture des vésicules de l'eczéma. Ces vésicules sont faciles à distinguer de celles que l'on rencontre dans l'eczéma simple en ce que, dans cette dernière maladie, elles sont plus petites, agglomérées en certains points, se touchant les unes aux autres et ayant de la tendance à se réunir, de telle sorte que la croûte qui en résulte est plus large. Enfin la démangeaison y est nulle ou peu marquée.

Après les vésicules, nous citerons comme une autre éruption aussi très-commune dans la gale, les papules de prurigo. Cette éruption est le plus souvent produite par le grattage et par cela même n'est pas spéciale à la gale ; mais se rencontre aussi dans d'autres maladies à démangeaisons vives, et particulièrement dans la phthiriase, le strophulus prurigineux et l'hyperesthésie cutanée. Cette éruption est caractérisée par de petites saillies rouges, surmontées d'une croûte brune ou noire. On y trouve à côté des traînées de sang concrété qui vient de la déchirure de la peau à la suite du grattage. Les papules de prurigo occupent dans la gale un siége spécial ; on les observe le plus souvent aux avant-bras, à la partie antérieure des cuisses et au bas-ventre. Le prurigo disparait généralement une fois la gale guérie. Cependant il n'est pas rare de le voir persister quelque temps après la destruction des acares. Il semblerait alors, dit M. Hardy, que la présence du parasite ait profondément modifié la nervosité de la peau, et que cette influence se soit maintenue après la première éruption.

Pour terminer ce qui a rapport à l'éruption papuleuse, il nous reste à signaler l'existence de grosses papules, arrondies et irrégulières, de couleur rouge, que l'on rencontre fréquemment sur la verge de l'homme. Ces papules sont quelque fois accompagnées d'un petit sillon droit ou sinueux, plus court que ceux que l'on rencontre dans les autres régions.

Cette éruption papuleuse de la verge peut même débuter chez l'homme avant qu'il y ait au moins une seule des manifestations de la gale. Cela provient de ce que cette maladie survient souvent en couchant avec une autre personne, et l'acare a, dans ce cas, plus de tendance à se fixer sur le scrotum ou la verge ; il ne se fixe ensuite sur les mains qu'à la suite du grattage ou du contact des mains avec la verge, pour opérer la miction. Chez l'homme cette éruption constitue un des meilleurs signes de la gale et M. Hardy, en présence d'une seule de ces papules, chez un homme qui se plaint d'avoir la nuit des démangeaisons, n'hésite pas à porter le diagnostic gale. Nous en avons été souvent témoin à la consultation de l'hôpital Saint-Louis.

Les éruptions pustuleuses, moins communes que celles dont nous venons de parler, sont cependant assez fréquentes pour constituer un bon signe de l'affection parasitaire qui nous occupe. C'est à ce point que M. Hardy, dans ses leçons cliniques à l'hôpital Saint-Louis, a toujours l'habitude de dire aux élèves que l'ecthyma, pas plus que le prurigo, n'est une maladie primitive mais bien une lésion

secondaire, survenant sous l'influeuce d'une autre affection, qui presque toujours est de nature parasitaire.

Aussi toutes les fois que cet éminent professeur se
trouve en face d'un ecthyma, il s'occupe aussitôt de rechercher le parasite qui l'a produit ; et il est guidé dans
ses recherches par le siége de la maladie, ainsi que par les
autres caractères propres à chaque espèce de parasite.

Les pustules de l'ecthyma sont faciles à reconnaître.
Elles sont en tout semblables à celles de la variole, c'est-
à dire rondes, régulières, entourées d'une auréole inflammatoire, présentant un point noir au centre. Ces pustules
sont phlyzaciées, c'est-à-dire séparées les unes des autres,
ce qui les distingue surtout de celles de l'impétigo. Elles
finissent le plus souvent par se rompre en laissant une
croûte à leur place,

Dans la gale les pustules d'ecthyma siégent principalement aux mains, aux poignets, sur les fesses, les jambes
et les pieds. Aux coudes on rencontre quelquefois une ou
deux pustules, ou bien les croûtes qui en sont la conséquence, alors qu'il n'en existe pas ailleurs. La présence
de ces pustules, isolées dans ces derniers points, constitue
un très-bon caractère de la gale.

C'est principalement chez les individus affaiblis par la
misère ou toutes les autres causes débilitantes, chez les
scrofuleux en particulier, que l'on rencontre l'ecthyma
ajouté à la gale. Généralement chez ces malades on trouve
un grand nombre de pustules et peu de sillons et d'acares. Du reste, ici, ces derniers sont souvent très-difficiles
à trouver ; car partout où pique l'acare, par suite de l'irritation produite, il survient une pustule et il devient
alors difficile, sinon impossible, de trouver en ce point le
sillon caractéristique. Quelquefois cependant le pus en
soulevant l'épiderme a en même temps soulevé le sillon
que l'on voit se dessiner sur la pustule qu'il parcourt.

Il existe un second genre d'éruption qui, tout en étant une complication de la gale, n'en constitue pas moins un très-bon symptôme de cette maladie. Je veux parler de l'eczéma des seins. En effet l'eczéma des seins se rencontre presque toujours dans trois cas particuliers : 1° chez les femmes enceintes; 2° chez les nourrices; 3° chez les femmes atteintes de gale. Toutes les fois donc, qu'une femme atteinte d'eczéma des seins n'est pas enceinte et qu'elle ne nourrit pas, on doit songer de suite à la gale et en rechercher les signes évidents.

Telles sont les éruptions que l'on rencontre le plus souvent dans la gale; celles qui constituent les principaux symptômes de la maladie. Mais elles ne sont pas les seules, car on peut y rencontrer quelquefois aussi du lichen, de l'eczéma, du gityriasis, de l'impétigo. Nous ne parlerons pas dans ce chapitre de ces éruptions qui ne constituent pas des symptômes de la gale; puisque lorsqu'on les y rencontre, elles en obscurcissent le plus souvent le diagnostic ; mais qui ne sont au contraire que des complications, survenant chez des individus prédisposés par leur tempérament, et chez lesquels l'acare a produit une irritation assez vive pour réveiller tout de suite la diathèse.

Enfin il n'y a rien d'étonnant à ce que deux maladies complètement différentes coéxistent chez le même sujet ; ce dernier pouvant avoir en même temps la gale et une autre maladie de peau, eczéma, impétigo, etc.

Il n'en est pas de même des éruptions vésiculeuses, papuleuses et ecthymateuse dont nous venons de parler.

Si quelquefois elles sont des complications, elles sont bien plus souvent des lésions inhérentes à la maladie qu'elles caractérisent, à ce point que la plupart des auteurs se sont cru obligés de faire différentes variétés de gale. C'est ainsi qu'ils reconnaissent : 1° la gale papuleuse, dans aquelle les papules sont l'élément essentiel et prédominant; 2° la gale vésiculeuse caractérisée par la plus grande quantité de vésicules; 3° la gale pustuleuse ou ecthymateuse, que l'on rencontre principalement chez les sujets lymphatiques, où la moindre irritation de la peau est le plus souvent suivie de la production de pus.

Ces distinctions sont vraies, mais nous ne voyons pas la nécessité de les adopter, car elles n'ont souvent d'autres différences que des modifications individuelles, modifications qui dépendent de l'intensité plus ou moins considérable de l'inflammation produite par la présence de l'acare, de la durée de la maladie, de l'âge et surtout de la constitution du sujet. Aussi à l'exemple de Franck et de Biett, nous considérons la gale comme ne formant qu'une seule espèce et nous regardons les symptômes variables, qui se développent quelquefois pendant son cours, comme des formes accidentelles qui ne peuvent servir à établir de distinctions spécifiques. Enfin ce qui justifie cette manière de voir, c'est que, dans beaucoup de cas, la forme éruptive que l'on observe n'est pas assez nettement tranchée pour permettre de placer ce cas dans telle ou telle variété; et en outre, chez le même sujet, on peut trouver réunies ou se succédant les unes aux autres les éruptions papuleuse vésiculeuse ou pustuleuse.

Pour terminer ce qui a rapport à la symptomatologie, il nous reste maintenant à parler des deux signes les plus importants, puisqu'ils sont pathognomoniques, ce sont les sillons et l'acare qui les produit. Tous les symptômes que nous avons énumérés jusqu'à présent ne sont pas des cacactères certains, évidents de la gale; ils permettent seulement de supposer que celui qui les présente est atteint de cette maladie; ils attirent de ce côté l'attention du médecin qui alors doit s'appliquer de son mieux à rechercher l'un ou l'autre de ces deux signes pathognomoniques. Ce n'est que lorsqu'il les a trouvés que son diagnostic est com-

plètement établi. Enfin toutes les éruptions qui précèdent
ne sont pas primitives ; elles ne sont que la conséquence
de la piqûre de la peau de l'homme par le parasite ou bien
le résultat du grattage, ce qui fait que quelquefois elles
peuvent manquer ; et dans les gales récentes on ne ren-
contrera souvent rien autre chose que quelques sillons.

L'acare est un insecte de la famille des arachnides, ordre
des acariens. C'est lui seul qui est la cause de la gale et
de la plupart des éruptions qui se rencontrent dans cette
maladie.

Nous ne nous arrêterons pas à faire une description dé-
taillée de cet insecte ; ce travail appartient aux entomolo-
gistes. Nous renvoyons donc pour son étude aux ouvrages
spéciaux sur ce sujet, et parmi les principaux, nous citerons : le traité de zoologie de Moquin-Tandon, les travaux
de MM. Bourguignon et Lanquetin, qui ont donné sur les
mœurs, les habitudes et les sexes des acares des détails
inconnus avant eux, et grâce auxquels l'étude de la gale
est redevable des progrès qu'elle à faits dans ces dernières
années. Nous dirons seulement, pour ne pas être trop in-
complet, que l'acare est un animal nocturne qui se loge
sous l'épiderme où il se tient caché le jour ; tandis que,
aussitôt la nuit venue, il sort de son habitation pour aller
fouiller l'épiderme dans d'autres points, y chercher sa
nourriture ou y déposer ses œufs.

Le sillon est le signe le plus caractéristique de la gale,
celui qu'il faut toujours rechercher lorsqu'on soupçonne
avoir affaire à cette maladie. C'est lui aussi qui facilite les
recherches de l'acare lorsqu'on veut extraire celui-ci, soit
pour l'étudier, soit pour confirmer un diagnostic.

Le sillon présente certaines particularités qu'il est bon
de décrire avec soin.

Il se rencontre le plus souvent aux mains, dans les espaces interdigitaux, sur les faces latérales des doigts, sur

les poignets, sur la verge, le scrotum chez l'homme, et sur le mamelon chez la femme. Il représente une petite ligne le plus ordinairement courbe et de dimensions variables, dimensions qui peuvent atteindre de 3 millimètres à 3 centimètres, rarement plus. C'est une traînée indiquant que quelque chose a passé par là, et qui ressemble parfaitement à la lésion qui résulterait d'un trait irrégulier fait sur l'épiderme avec la pointe d'une épingle.

Sa couleur est variable, généralement noire chez les personnes mal propres, elle est grise chez celles qui ont l'habitude de se laver souvent les mains. La courbure décrite par le sillon ressemble le plus ordinairement à un C ou a une cédille ; mais lorsqu'il est un peu long, il est sinueux et représente des lignes courbes réunies entre elles de façon à simuler plus ou moins grossièrement la lettre S ; il est rarement droit. Le sillon présente deux extrémités, l'une plus large est ouverte, c'est la porte d'entrée de l'acare, l'autre plus étroite est fermée et terminée par un point blanc, c'est à ce bout que se tient l'acare, c'est là qu'il faut aller le chercher avec la pointe d'une épingle. On y parvient assez facilement en rasant le sillon avec la pointe de l'épingle, depuis la porte d'entrée du sillon jusqu'à l'autre extrémité. Mais dans cette manœuvre, il faut bien faire en sorte de ne pas tuer l'acare, car une fois mort, il deviendrait très-difficile à distinguer des débris épithéliaux appartenant à l'épiderme. Ce n'est donc pas comme on le voit, dans la vésicule qu'il faut aller le chercher, ainsi que quelques auteurs l'ont cru autrefois. Le sillon en effet ne communique pas avec la vésicule ; il n'a le plus souvent avec elle qu'un rapport de voisinage. Il en est de même de la pustule. La vésicule et la pustule sont des lésions sous-épidermiques, tandis que le sillon est intra-épidermique ; ce qui explique pourquoi l'on voit le sillon ramper sur la vésicule ou la pustule. Une fois celles-ci rompues, la croûte qui résulte de la concrétion du liquide vient masquer complètement le sillon dont il devient alors très-difficile de constater l'existence. Mais il est bien rare qu'il en soit ainsi sur tous les points, et l'on arrive toujours à trouver des sillons isolés, qui n'ont pu ainsi être effacés par les éruptions concomitantes. Il arrive cependant quelquefois que l'on ne puisse trouver aucun sillon ; l'on est alors obligé d'appuyer son diagnostic seulement sur l'ensemble des autres symptômes.

Le sillon contient deux choses : un seul acare et plusieurs œufs. On peut aussi y rencontrer également les fèces de l'acare. C'est même dit-on la présence des fèces qui donne aux lames épidermiques, soulevées pour former la galerie, leur couleur noire ou grise.

Tel est l'ensemble des symptômes que l'on rencontre dans la gale et à l'aide desquels il sera presque toujours facile de reconnaître cette maladie. Mais il faut bien le dire, ils ne se rencontrent pas tous à la fois sur le même sujet, et n'affectent pas toujours des caractères aussi tranchés que ceux que nous avons indiqués ; d'où la possibilité de commettre des erreurs de diagnostic, erreurs qui seront bien souvent évitées, en ayant soin, dans les cas douteux, de rechercher avec la plus grande attention, sur toutes les parties du corps, principalement dans les lieux de prédilection, le sillon caractéristique de la gale.

Nous ne pouvons mieux faire, pour terminer ce qui a rapport aux symptômes, que de rapporter l'observation suivante comme un exemple de gale bien authentique.

Le nommé C..., âgé de 28 ans, est entré le 27 juin 1875, à la salle Saint-Jean, service de M. Hardy, hôpital Saint-Louis. Ce malade se plaint de démangeaisons vives sur différents points du corps, principalement sur les mains, les cuisses, le ventre, le scrotum. Ces démangeaisons existent depuis deux mois et ne se sont produites que deux ou trois jours après un contact malsain (le malade a couché avec une autre personne). D'abord peu marquées, elles ont débuté par les bourses, peu après se sont étendues sur les points du corps déjà signalés et sont devenues, au bout d'un mois et demi, assez vives pour empêcher parfois le malade de dormir. Ces démangeaisons avaient surtout lieu la nuit et étaient plus vives pendant les grandes chaleurs. Il y a huit jours seulement est apparue une éruption vésiculeuse, qui a été, en certains endroits, remplacée par des croûtes.

Nous constatons actuellement aux mains : 1° des croûtes ayant l'apparence de celles que l'on rencontre dans la deuxième période de l'eczéma; 2° des vésicules isolées dans certains points, agminées dans d'autres, vésicules siégeant surtout dans l'intervalle des doigts. Sur les avant-bras existe une éruption prurigineuse ainsi que sur le ventre, la partie antérieure et supérieure des cuisses et sur les fesses. Il n'y a rien sur la verge.

Tous ces caractères militent en faveur de la gale et nous conduisent à rechercher le sillon caractéristique de la maladie. Or, sur le dos de la main on trouve une petite ligne grisâtre, sinueuse, légèrement saillante, à l'extrémité de laquelle existe un petit point blanc où est l'acare. La présence d'un seul sillon nous permet de conclure et de dire que le malade est atteint de la gale, gale compliquée d'un peu d'eczéma des mains.

Le malade traité, ainsi que nous l'indiquerons à propos du traitement, a parfaitement guéri.

COMPLICATIONS

Dans la description des symptômes de la maladie, nous avons cité l'ecthyma comme étant une éruption assez commune pour devenir l'un des caractères de la gale. Aussi nous n'y reviendrons ici que pour montrer que, tout en étant un symptôme fréquent chez certaines personnes, cette éruption est aussi une complication, puis qu'elle réclame un traitement spécial et qu'elle vient enrayer la marche naturelle de la gale, dont elle prolonge la durée au-delà de sa limite ordinaire.

Cette complication se rencontre le plus souvent chez les enfants et chez les scrofuleux, ou chez les gens affaiblis per l'âge, la misère, la mauvaise nourriture et les mauvaises conditions hygiéniques. Chez ces derniers, l'ecthyma revêt une forme plus grave, qui a pris le nom de cachectique et qui doit tout particulièrement attirer l'attention du médecin, car ses efforts doivent tendre, avant tout, à la combattre par des moyens thérapeutiques, en rapport avec les conditions étiologiques qui ont présidé au développement de la complication.

L'ecthyma, comme je l'ai déjà dit, siége de préférence aux mains et aux fesses; plus rarement on le rencontre sur la continuité des membres. Sa présence peut, comme toutes les affections pustuleuses, amener de nouvelles complications, telles que des furoncles, quelquefois des anthrax, des lymphangites, des abcès sous-cutanés qui, lorsqu'ils sont en grand nombre, augmentent l'irritation générale de la peau et exigent des modifications particulières dans le traitement. Nous avons observé un cas de ce genre à l'hôpital Saint-Louis, chez un malade, entré, le 6 mars 1874, salle Saint-Jean, avec un ecthyma des mains bien caractéristique et quelques sillons très-évidents. Comme toujours, ce malade fut d'abord soumis à un traitement émollient, ayant pour but de diminuer l'inflammation de la peau et de guérir l'ecthyma, pour pouvoir ensuite être frotté; quand le 13 mars, il lui est survenu de la lymphangite à la partie antérieure de l'avant-bras, puis au bras avec de petits abcès consécutifs sur le trajet des vaisseaux lymphatiques. Cette complication nécessita un traitement particulier et le malade ne put être frotté que plus tard, lorsque ces diverses complications eurent disparu ; ce qui prolongea la maladie et augmenta son séjour à l'hôpital. Néanmoins il guérit parfaitement.

D'autres éruptions plus rares, il est vrai, peuvent venir compliquer la gale, et parmi elles nous citerons surtout le lichen, l'eczéma et ses différentes variétés. C'est ainsi que souvent chez des femmes atteintes de gale, on voit la présence des acares sur les seins amener une irritation assez vive pour développer de l'eczéma sur ces parties. Cette complication de l'eczéma des seins survient si souvent sous l'influence de la gale, que M. Hardy n'hésite pas à rechercher de suite les sillons caractérisques ; à moins que cette femme ne soit enceinte ou nourrice. L'observation suivante, prise entre beaucoup du même genre, vient appuyer cette opinion.

Le 19 juin 1874, se présente à la clinique de M. le professeur Hardy, une femme portant à la figure une croûte jaune, mielleuse, luisante, ainsi que sur les seins, principalement au niveau de l'auréole. En divers points du corps on trouve aussi des pustules acuminées, ayant de la tendance à se rapprocher et à se confondre. De plus, cette femme se plaint de démangeaisons et de cuissons. On diagnostique un eczéma ordinaire arrivé à la deuxième période et revêtant, dans certains points, la forme impétigineuse. Mais là ne doit pas se borner le diagnostic. Comme cette femme dit qu'elle n'est pas enceinte et qu'elle ne nourrit pas ; en présence de l'eczéma des seins, il est permis de soupçonner qu'elle est aussi atteinte de la gale. Un examen plus approfondi de sa personne fait découvrir de l'ecthyma sur les mains, du prurigo sur le bas-ventre et

la partie antéro-supérieure des cuisses ; tous symptômes
dé la gale, qui conduisent évidemment à la recherche des
signes caractéristiques de cette maladie. A l'aide d'une
loupe on parvient facilement à constater la présence de
sillons en plusieurs points, sur le dos de la main et dans
l'intervalle des doigts. Cette femme est donc atteinte de
gale compliquée d'eczéma.

Il en est de même du lichen qui peut naître et persister
quelque temps sous l'influence du grattage, occasionné
par la gale ou à la suite de l'irritation produite par le
traitement du côté de la peau. Mais ces complications ne
surviennent le plus souvent que chez des individus prédisposés, chez des dartreux. Chez eux, en effet, la maladie
diathésique, qui naît souvent spontanément, peut aussi
quelquefois se développer sous l'influence de causes occa-
sionnelles qui suffisent ensuite à l'entretenir, si ces causes
persistent à agir sur le même sujet. Or, c'est ce qui a lieu
dans la gale. Cette maladie réveille la prédisposition, fait
naître l'eczéma ou une de ses variétés et cette complication
persiste tant que dure la maladie; quelquefois même plus
longtemps qu'elle.

Enfin, on peut voir la gale coexister avec la syphilis, la
scrofule, le scorbut, mais ces maladies ne sont pas des
complications et n'impriment aucun caractère spécial à
l'affection qui nous occupe.

MARCHE. — DURÉE. — TERMINAISON

La gale ne se manifeste pas aussitôt après la contagion ;
il faut qu'il se soit écoulé un certain temps depuis cette
époque, afin que les acares aient eu le temps de se multiplier suffisamment pour attirer l'attention du malade et
amener les éruptions que nous avons signalées. Aussi, est-

ce le plus souvent quinze jours ou trois semaines après avoir couché avec une personne atteinte de gale, que l'on voit les malades venir se plaindre de démangeaisons.

Une fois développée, la maladie a une marche tout à fait chronique. Abandonnée à elle-même, sa durée est indéfinie, le parasite ne faisant que se multiplier et s'étendre sur la plus grande partie du corps. Il est rare que la guérison s'observe spontanément. Mais il est des circonstances où les symptômes semblent disparaître, et l'on pourrait croire la maladie guérie, si des observations ne venaient démontrer qu'elle n'a fait que rester pour ainsi dire latente. Ainsi, sous l'influence d'une maladie intercurrente, fièvre typhoïde, pneumonie, ou toute autre affection de longue durée, on voit les acares mourir et les démangeaisons disparaître. On pourrait alors croire la maladie guérie; il n'en est rien. Les acares en mourant ont laissé des œufs qui vont éclore lorsque le terrain sera devenu meilleur et susceptible de nourrir les larves naissantes. En effet, aussitôt la maladie intercurrente disparue, la gale et les démangeaisons qui la caractérisent, reparaissent. C'est ce qui a eu lieu chez un malade que nous avons eu sous les yeux et dont nous allons rapporter l'histoire.

Ce malade, situé au n° 27, de la salle Saint-Jean, service de M. Hardy, est entré, le 1er mai 1874, à l'hôpital Saint-Louis pour un écthyma des mains accompagné de sillons, de démangeaisons et de tous les symptomes de la gale. Le soir même de son entrée le malade est pris d'une dyspnée considérable, avec accès de suffocation. L'interne de garde, appelé aussitôt auprès de lui, ne trouve dans les poumons et au cœur rien qui puisse occasionner un pareil étouffement. Ignorant donc la cause de cet accident subit, il se contente de faire appliquer des ventouses sur la poitrine.

Le lendemain, à la visite, M. Hardy ausculte le cœur

et la poitrine et n'y trouve rien. Songeant alors à une affection des reins, à cause d'un peu de bouffissure des joues et d'œdème des membres inférieurs qui avaient, au premier abord, passé inaperçus, il demande à examiner les urines. Celles-ci sont en très-petite quantité, de couleur brune très-foncée; au microscope on y constate la présence de globules sanguins et l'acide nitrique y révèle la présence de l'albumine en assez grande quantité, Plus de doute alors, ce malade est atteint d'albuminurie aiguë. On ordonne des ventouses scarifiées à la région lombaire, du tannin à l'intérieur et un régime lacté.

Sous l'influence de ce traitement, l'urine augmenta de quantité, l'albumine disparut ainsi que l'étouffement et le malade revint à la santé.

Pendant ce temps, la gale, pour laquelle le malade était entré et contre laquelle aucun traitement n'avait été dirigé pendant la maladie intercurrente, la gale, disons-nous, sembla disparaître ; l'ecthyma avait guéri sous l'influence de lotions émollientes ; les démangeaisons n'existaient plus et il fut impossible de retrouver un seul sillon. On le voit donc le terrain étant devenu impropre à l'entretien des acares, ceux-ci sont morts ou sont devenus assez chétifs pour ne plus manifester leur présence. Mais ils ont laissé cértainement des œufs et il est probable que, lorsque la constitution du sujet sera tout à fait rétablie, des larves nouvelles naîtront et le malade sera de nouveau atteint de la gale.

Le malade aussitôt guéri de son albuminurie a réclamé sa sortie ; et il ne nous a pas été permis de le suivre. Aussi nous ne savons pas s'il est revenu plus tard à l'hopital se faire soigner pour la gale.

Chez les individus qui sont traités, la maladie se termine toujours par la guérison, qui se fait même rarement attendre, si le traitement est fait d'une manière convenable. Il est rare aujourd'hui qu'elle récidive, le plus souvent les malades qui reviennent deux ou trois mois après avoir été frottés et qui ont encore la gale à ce moment là, l'ont très-probablement reprise de nouveau. Ceux, au contraire, qui ne suivent aucun traitement, sont pendant plusieurs années, quelquefois toute leur vie, la proie des acares. Il est même des pays où la gale est endémique, tels que certains cantons de la Suisse, la Basse-Bretagne, une partie de la Norvége. Dans ces contrées, les enfants attrapent la gale aussitôt leur naissance et la conservent durant toute leur vie. Cela tient, sans nul doute, aux mauvaises conditions hygiéniques et à la malpropreté continuelle, dans lesquelles vivent les habitants qui sont atteints de la gale, dans les pays que nous venons de citer.

Cependant la marche si simple de la maladie peut quelquefois être entravée par des complications diverses dépendant de l'âge, du tempérament, de la constitution du sujet, de la date de sa maladie et du traitement mis en usage. On comprend alors que la durée en soit plus longue et la guérison retardée, puisqu'il faut avant tout combattre les complications qui viennent de surgir. Dans le chapitre précédent, nous avons parlé de chacune de ces complications et nous avons indiqué quelle influence elles exercent, chacune de leur côté, sur la maladie qui nous occupe.

Après la guérison, on voit souvent chez les malades les démangeaisons persister quelques jours et durer d'autant plus longtemps qu'elles ont été plus vives durant la maladie. La persistance de ces démangeaisons pourrait faire supposer que la maladie n'est pas guérie et engager le praticien à soumettre son malade à une nouvelle friction. Mais il n'en est rien, et il faut bien savoir qu'après la guérison de toutes les maladies prurigineuses, et de la gale en particulier, les malades continuent à se gratter, bien que le parasite ait disparu. Il faut alors savoir résister au malade qui est presque toujours convaincu qu'il possède encore des acares. A l'aide de quelques bains émollients, on voit bien vite disparaître ces démangeaisons. Dans le cas contraire, si le malade continue à se faire frotter, les démangeaisons au lieu de diminuer augmentent d'intensité à chaque nouvelle friction et la guérison définitive ne peut être obtenue. Ce fait s'observe surtout chez les hypochondriaques, auxquels il est impossible de leur persuader qu'ils sont guéris, et, quoiqu'on fasse ou qu'on dise, on ne peut leur enlever l'idée qu'ils ont de se croire encore atteints de la gale.

DIAGNOSTIC.

Le diagnostic de la gale est généralement facile. Lorsqu'un individu, quelques jours après avoir couché avec une autre personne, vient se plaindre de démangeaisons sur différents points du corps, principalement sur les mains, les avant-bras, le ventre et les cuisses ; que l'on trouve une éruption vésiculeuse dans les espaces interdigitaux, de l'ecthyma des poignets, des papules de prurigo sur la verge, la partie antéro-supérieure des cuisses et le ventre ; si enfin c'est une femme et que n'étant ni enceinte, ni nourrice, elle présente de l'eczéma des seins ; et que, tous ces symptômes reconnus, on constate la présence de sillons caractéristiques, desquels on puisse extraire les acares ; il est impossible devant un cas semblable de méconnaître la gale. Le diagnostic se porte, pour ainsi dire, de lui-même.

Mais les caractères de la maladie ne sont pas toujours aussi tranchés. Diverses circonstances accidentelles peuvent les modifier. Ce sont surtout les diverses éruptions qui viennent compliquer la maladie qui tendent à obscurcir et à rendre quelquefois le diagnostic incertain. Dans quelques cas même, les lésions sont si peu tranchées et les caractères distinctifs font tellement défaut que le praticien est obligé de suspendre son jugement, d'observer pendant quelque temps et d'attendre que des signes de certitude viennent lui permettre d'affirmer la nature parasitaire de la maladie. Dans ces cas difficiles, on se contente de donner quelques bains émollients, qui ont pour but de ramollir l'épiderme, de rendre la peau plus fine, plus délicate et plus apte à se laisser ravager par l'acare. Les lésions devenant alors plus considérables, si la gale existe, il devient plus facile de constater la présence des sillons et des acares.

Tout d'abord, il est certaines maladies qui se rencontrent plus ou moins souvent comme complications de la gale et avec lesquelles le diagnostic ne doit pas être fait; c'est ce qui a lieu pour l'eczéma arrivé à la deuxième période. Lorsque cette éruption existe sur des parties qui le plus habituellement sont le siége de la gale, il ne faut pas se demander à laquelle des deux maladies on a affaire; mais si, l'eczéma existant, il ne peut pas y avoir en même temps la gale; si enfin ces deux maladies ne coexistent pas en même temps sur le même sujet. C'est alors le diagnostic de la cause qu'il faut faire ici, diagnostic parfois difficile et qui, s'il est incertain, peut entraîner les erreurs les plus graves en ce sens qu'on aura beaucoup de chances pour appliquer aux malades un traitement irrationnel.

Toutes les fois donc que l'on se trouvera en présence d'un malade ayant de l'eczéma, eczéma limité dans des points où l'on a l'habitude de rencontrer la gale, il ne faudra pas se borner à ce premier diagnostic eczéma, mais bien rechercher si l'on ne trouve pas sur les différentes parties du corps des signes évidents de la gale; ce n'est que lorsque ceux-ci feront complétement défaut que l'on se croira autorisé à porter le diagnostic eczéma et à faire un traitement approprié. L'observation suivante fera mieux saisir encore toute l'importance de ce fait.

Le nommé D..., Baptiste, cordonnier, âgé de 32 ans, est entré à l'hôpital Saint-Louis, salle Saint-Jean, lit 48, le 28 janvier 1875. Ce malade présente, dans différents points du corps, une éruption qui a tous les caractères de l'eczéma avec croûtes peu épaisses, grisâtres. Aux mains existe du lichen assez marqué, avec exagération des plis, rudesse de la peau. Comme dans toutes les affections herpétiques, cette éruption est ici symétrique. En même temps on constate une éruption prurigineuse bien marquée, surtout à la partie antérieure du ventre et des cuisses. Comme le prurigo est presque toujours la conséquence d'une autre maladie généralement de nature parasitaire, en vertu du siége de l'affection, nous avons à nous demander si la gale ne coexiste pas ici en même temps que l'affection herpétique. Or, le malade présente à la verge quelques grosses papules caractéristiques de la présence des acares; aux mains, il est plus difficile de trouver des sillons, à cause du lichen et des croûtes qui les masquent; cependant, avec un peu d'attention, on arrive à constater, surtout en s'armant d'une loupe, deux ou trois sillons sur le dos de la main. Le malade a donc aussi la gale.

En présence de ces diverses lésions de nature différente : eczéma, lichen, gale, qui coexistent sur le même sujet, il s'agit de savoir quelle est la maladie qui a été établie la première: car c'est contre elle qu'il faudra diriger le traitement comme étant la cause des deux autres. Dans ce cas, il y a tout lieu de croire que le malade a tout d'abord eu la gale; et, comme il est herpétique, l'acare aura été chez lui l'épine qui aura fait naître la prédisposition et

l'aura entretenue, malgré le traitement anti-herpétique
suivi par le malade depuis deux mois.

Le malade, après avoir été frotté et soumis pendant son
séjour à l'hôpital à un traitement en rapport avec sa constitution, est sorti guéri de ses diverses affections.

Le prurigo étant un symptôme commun à la gale et à
d'autres maladies de la peau, son diagnostic n'est pas à
faire; mais il faut pouvoir dire, le prurigo étant reconnu,
à quelle maladie il appartient. En dehors de la gale, le
prurigo se rencontre dans trois affections qui font partie
du groupe des maladies prurigineuses. Ce sont: la *phthiriase*, le *strophulus prurugineux* et l'*hyperesthésie cutanée*. Le
diagnostic de la gale doit donc être fait avec ces trois maladies.

1º *Phthiriase.* — La phthiriase est comme la gale une
affection de nature parasitaire et qui présente avec elle
des symptômes semblables, tels que les démangeaisons,
le prurigo, l'ecthyma quelquefois et la présence d'un parasite. Voyons en quoi ces deux affections diffèrent et
comment nous pourrons les distinguer l'une de l'autre.
D'abord, le siége des deux maladies nous fournit des indications précieuses; c'est presque toujours à la nuque,
sur le dos, les épaules, que l'on rencontre le prurigo pédiculaire, ainsi que l'ecthyma, qui peut quelquefois le
compliquer; tandis que nous avons vu le prurigo de la
gale siéger de préférence sur les avant-bras, les mains, le
bas-ventre et la partie antéro-supérieure des cuisses. Le
prurigo pédiculaire a l'aspect de traînées noires, résul-
tant de l'excoriation du sommet des papules par le grattage et la concrétion du sang qui en résulte. Par places,
on peut reconnaître le passage des ongles à la suite d'un
grattage intense. La peau du dos et des épaules est généralement bronzée. Enfin, en cherchant avec attention sur

les différents points du corps que nous venons de signaler, on finit toujours par trouver le parasite facilement reconnaissable. Mais il n'est pas toujours aisé de le rencontrer sur le corps; aussi est-ce principalement sur les plis de la chemise, au niveau du col, qu'on est plus sûr de le trouver. Une fois sa présence constatée, le diagnostic se trouve pleinement confirmé.

Observation. — Le 6 février 1874, se présente à l'hôpital Saint-Louis un malade qui se plaint de démangeaisons sur différents points du corps, principalement dans le dos. On constate un peu de prurigo dans cette région et une éruption pustuleuse bornée à la partie postérieure du cou, un peu aussi à la figure. Cette éruption caractérisée par des pustules isolées, ombiliquées, entourées d'une auréole inflammatoire, possédant un petit point noir central, et ressemblant aux pustules de la variole, caractérise l'ecthyma. La forme de l'éruption indique la nature parasitaire de la maladie, et son siége précise le parasite. On doit avoir affaire à des poux. En effet, on constate facilement dans le dos et surtout sur la tête du malade une multitude de poux. On prescrit de saupoudrer le dos avec de la poudre de staphysaigre et de frictionner la tête avec de l'onguent napolitain. Quatre jours après son entrée, le malade prend un bain et sort guéri. Le succès des moyens thérapeutiques employés dans cette circonstance vient encore ajouter à la confirmation du diagnostic.

2° *Strophulus prurigineux.* — Le diagnostic du strophulus prurigineux et de la gale est souvent difficile, surtout pour les médecins peu familiarisés avec les maladies de la peau. Des deux côtés, en effet, nous retrouvons les mêmes symptômes. Ainsi, dans le strophulus prurigineux comme dans a gale, les démangeaisons sont plus vives la nuit que le jour, à tel point quelquefois qu'elles peuvent produire de l'insomnie. Dans les deux cas, on trouve des papules de prurigo sur les différentes parties du corps. Dans les deux maladies, l'irritation produite à la peau par la maladie elle-même et par le grattage avec les ongles peut produire d'autres éruptions, telles que des érythèmes, des pustules d'ecthyma. Cependant il existe certains caractères différentiels qui, malgré les ressemblances que nous venons d'indiquer, permettent de porter un diagnostic précis sur l'une ou l'autre maladie. Le siége de l'affection constitue un caractère important; les papules de strophulus siégent de préférence dans la continuité des membres, aux bras, aux avant-bras, sur le tronc, surtout à la face et au cou; il est même très-rare de voir une absence complète de papules à la face dans le strophulus. Nous avons vu précédemment que ce n'était pas là le siége ordinaire de la gale, et, de plus, nous avons fait remarquer qu'elle ne siégeait jamais à la figure, caractère important, puisque nous venons de dire que les papules du strophulus manquaient rarement en ce point. Par suite de cette différence de siége dans ces deux maladies, les affections concomitantes occupent aussi une place différente. — La gale est plus fréquente l'hiver que l'été; c'est tout le contraire pour le strophulus. C'est au printemps, lors de l'apparition des premières chaleurs, qu'apparaît le strophulus, et il augmente avec la température pour disparaître lorsqu'arrivent les premiers froids. Le traitement peut encore servir à confirmer le diagnostic; car il suffit, pour voir disparaître le strophulus immédiatement, d'éloigner les mauvaises conditions qui l'ont produit. C'est ainsi que quelques jours passés à l'hôpital suffisent souvent, sans aucun traitement, pour voir guérir la maladie, qui récidive aussitôt que les malades sont soumis aux mêmes influences qui l'avaient fait naître. Il n'en est pas de même pour la gale.

3° *Hyperesthésie cutanée.* — S'il est une affection qui, au début, est souvent confondue avec la gale, c'est bien l'hyperesthésie cutanée. Ici, en effet, absence complète de lésions caractéristiques et difficultés extrêmes pour faire disparaître cette affection; démangeaisons intenses survenant surtout la nuit, provoquant le grattage et le développement du prurigo; tels sont les seuls symptômes de cette maladie. Si l'on ajoute à cela que l'éruption peut se rencontrer sur tous les points de l'enveloppe cutanée, on voit combien le diagnostic devient incertain dans ces cas où les signes caractéristiques de la gale sont peu marqués ou difficiles à observer. Aussi voyons-nous les malades être soumis plusieurs fois à un traitement antipsorique avant que l'on songe à une névrose de la peau. Le médecin prévenu devra donc, en l'absence des signes caractéristiques, se tenir sur la réserve, observer et attendre; et si la maladie persiste avec ses mêmes caractères pendant plusieurs jours, il y a toute probabilité pour penser que l'on a affaire à une hyperesthésie cutanée.

Obs. — R... Constance, âgée de 29 ans, est entrée le 11 mars 1875, salle Saint-Jean, lit 14, hôpital Saint-Louis. Elle présente un prurigo généralisé, mais surtout marqué aux jambes, partie antéro-interne, et aux avant-bras. La malade se plaint d'avoir des démangeaisons continuelles, plus vives surtout la nuit où le sommeil devient quelquefois impossible. Ces démangeaisons provoquent le grattage qui à son tour produit des éraillures de la peau et donne naissance à des papules de prurigo. Il serait à première vue facile de penser que cette malade est atteinte de gale; mais l'absence de certains signes doit aussi faire supposer une autre affection. La malade fait remonter le début de sa maladie à quatre années; celle-ci est plus accentuée l'hiver que dans aucune autre saison et, bien

qu'elle n'ait jamais guéri, l'été, sous l'influence des bains
la démangeaison diminue d'intensité. Plusieurs fois elle
est venue à la consultation de l'hôpital Saint-Louis, et
chaque fois elle a été traitée pour la gale; mais à la suite
de ce traitement la maladie n'a pas disparu et est aussi
marquée qu'auparavant. Ceci prouve bien que cette
femme n'a pas la gale, car il est bien rare que le traitement institué à l'hôpital Saint-Louis échoue plusieurs
fois de suite. Enfin l'année dernière, elle est entrée dans
le service de M. Vidal où elle a été améliorée, mais non
guérie, par l'usage du vin et des toniques. Cet hiver, les
démangeaisons ayant pris une intensité inaccoutumée, la
malade est venue réclamer les soins de M. Hardy: Il a été
impossible pendant son séjour à la salle Saint-Jean, de
constater la présence d'acares ou de poux, et de trouver
autre chose qu'un prurigo intense tenant à une névrose de
la peau.

A l'époque où l'on considérait la gale comme une affection vésiculeuse, on la confondait souvent avec l'eczéma
simple. Mais aujourd'hui, que l'on sait que la gale peut
donner lieu à des éruptions diverses, cette erreur est
moins souvent commise. Cependant le siège de l'éruption
vésiculeuse aux mains, les démangeaisons vives qui l'ac-
compagnent pourraient en imposer quelquefois au médecin, surtout si le malade dit avoir couché avec une autre
personne, ou être en relation avec des individus malpropres. Dans ce cas le diagnostic se base. 1° Sur l'absence
de papules de prurigo que l'on ne rencontre pas surtout
aux sièges de prédilection de la gale. 2° Sur la généra-
lité de l'affection que l'on peut rencontrer en même
temps dans des points où l'on n'observe jamais la gale;
à la figure par exemple. 3° Sur la confluence des vésicules.
(Dans la gale les vésicules sont rares, isolées, n'ont aucune tendance à se réunir; dans cette forme d'eczéma, on

rencontre un semis de vésicules nombreuses, rapprochées les unes des autres, ayant de la tendance à se réunir et à former quelquefois par leur réunion de véritables bulles). 4° Sur l'absence de sillons et d'acares dans les points où siège plus spécialement le parasite. 5° Enfin, sur un traitement approprié à ce genre d'eczéma ; traitement qui fait disparaître la maladie en quelques jours ; tandis que les frictions, employées pour combattre la gale, ne feraient que l'aggraver, en faisant naître une irritation vive du côté de la peau.

Pronostic.

Il y a peu à dire sur le pronostic de la gale, cette maladie se terminant toujours par la guérison. Tout ce qui a été dit relativement à la répercussion de la maladie sur d'autres organes, alors qu'on venait de guérir une gale qui durait depuis longtemps, est erroné ; et tout le monde est d'accord sur ce fait, que l'acare meurt ou s'étiole sous l'influence d'une maladie intercurrente. L'acare n'est donc pour rien dans le développement de cette maladie

Dans quelques cas assez rares, la gale peut déterminer quelques troubles sur la santé générale ; c'est lorsqu'elle est ancienne, compliquée et qu'elle existe chez des individus nerveux et chétifs. La diminution et même la privation de sommeil, la vivacité des démangeaisons, les inflammations cutanées peuvent, en effet, produire la perte de l'appétit, troubler la digestion et amener un état de langueur et d'anémie qui ne laissent pas que d'aggraver un état général déjà mauvais.

Quant aux complications qui surgissent dans le cours de la maladie, elles n'ont le plus souvent d'autre résultat que de prolonger sa durée et de faire attendre la guérison.

Mais si la gale n'est pas une maladie grave, elle est du

moins des plus incommodes et réclame un traitement immédiat ; car l'individu qui la porte est une cause de contagion pour tous ceux avec lesquels il est en relation. On comprend facilement l'inconvénient et le dommage qui peuvent résulter lorsqu'un grand nombre d'hommes se trouvent réunis dans un même lieu ; ce qui se rencontre souvent dans les casernes, dans les pensionnats, etc. Par le seul fait de la présence d'un galeux au milieu de cette agglomération de personnes, tous ne tarderaient pas à être atteints de la même maladie, qui viendrait dans certains cas s'ajouter à tous les désavantages de l'encombrement.

Enfin les statistiques démontrent qué très-souvent les maladies suivantes : Eczéma, lichen, impétigo, herpès, prurigo, ecthyma, pityriasis, reconnaissent la gale dans leurs antécédents chez les malades prédisposés.

Traitement.

La gale étant reconnue une affection de nature essentiellement parasitaire, l'indication à remplir pour en amener la guérison est des plus simples ; elle consiste à détruire le parasite. Supprimez la cause qui fait naître les démangeaisons, produit l'irritation de la peau avec toutes les éruptions consécutives, vous verrez toutes ces lésions disparaître et le malade être rendu à la santé.

Mais si, dans beaucoup de circonstances, il suffit d'employer l'agent antiparasiticide aussitôt la maladie reconnue, pour voir celle-ci disparaître, il n'en est pas toujours de même. Il est des cas dans lesquels le malade ne peut pas être frotté immédiatement, il faut auparavant qu'il subisse un traitement préparatoire ; c'est lorsqu'il existe une des complications dont nous avons parlé. L'irritation qui existe alors à la peau est trop vive pour pouvoir soumettre le malade à des frictions rudes et à l'action d'une substance irritante. Un pareil traitement n'aurait pour résultat que de faire souffrir atrocement le malade et d'aggraver les éruptions dont il est déjà atteint. De là l'indication de traiter d'abord la complication et de soumettre le malade à un traitement antiparasitaire, seulement lorsque la peau sera revenue à son état normal.

Nous trouvons donc deux indications à remplir dans le traitement de la gale : 1° combattre, par des moyens appropriés, les éruptions qui peuvent compliquer la maladie. 2° Appliquer ensuite sur la peau les agents antiparasiticides. Nous allons d'abord nous occuper de la première indication et nous terminerons par la seconde.

1° Moyens employés pour combattre les éruptions qui compliquent la gale. — Nous avons dit, dans le chapitre des complications, que la marche de la maladie pouvait être entravée par diverses éruptions, qui réclamaient toutes un traitement spécial ; telles sont : l'ecthyma, le lichen, l'eczéma, des abcès dermiques, des lymphangites, des furoncles, rarement des anthrax. Ces complications, étant toutes de nature inflammatoire, demandent toutes un traitement antiphlogistique. Mais ce traitement n'a qu'un effet momentané et ne fait souvent qu'améliorer la maladie, qui récidiverait fatalement ou même s'aggraverait, si l'on se bornait à la combattre et si l'on ne faisait disparaître la cause de ces complications. Le plus souvent l'acare mort, les complications disparaissent d'elles-mêmes.

L'ecthyma et l'eczéma réclament un traitement antiphlogistique simple : lotions émollientes et bains. Comme le plus souvent ces complications siègent aux mains et aux poignets, les moyens à employer sont des plus simples ; et pour guérir l'ecthyma on a l'habitude, à l'hôpital

Saint-Louis, dans le service de M. Hardy, de faire tremper les mains matin et soir, pendant une demi-heure, dans l'eau de guimauve tiède; pendant le reste du temps on recouvre les parties malades avec un large morceau de toile vulcanisée, de façon à ce que les mains soient hermétiquement renfermées. Cette toile vulcanisée a pour but d'empêcher l'évaporation de se faire à la surface de la peau, et la sueur, s'accumulant alors sur les parties malades, y produit un bain continuel. Dans les points où la configuration des parties ne permet pas l'application de cette toile vulcanisée, on se contente de faire appliquer continuellement sur les parties malades de larges cataplasmes. Ici encore il faut avoir soin de ne pas employer des cataplasmes faits avec toutes espèces de substances, mais choisir de préférence ceux faits avec la fécule de pomme de terre; car ceux fabriqués, par exemple, avec la farine de lin, sont quelquefois assez irritants pour empêcher la guérison de l'eczéma. Enfin, lorsque les éruptions dont nous parlons sont trop généralisées pour ne pas permettre l'emploi des moyens que nous venons d'indiquer, on ordonne aux malades de grands bains émollients; et à ce sujet les bains amidonnés remplissent certainement le mieux le but qu'on se propose d'atteindre.

Généralement, à la suite de ces moyens, l'amélioration ne se fait pas attendre; on voit les pustules se rompre, les croûtes qui en résultent se détacher avec le cataplasme et l'exulcération, qu'elles recouvrent, guérir. Trois ou quatre jours après le début de ce traitement, on peut le plus souvent commencer à s'occuper des acares.

Cependant il est des cas dans lesquels l'ecthyma, l'impétigo, l'eczéma persistent plusieurs jours avant de s'améliorer et la guérison se fait alors longtemps attendre, Cela dépend de ce que l'une ou l'autre de ces complications est survenue chez un sujet cachectique, d'une constitution délicate ou chez un scrofuleux, surtout chez les enfants qui ont la peau plus fine que les adultes. Il faut dans ces cas joindre au traitement local un traitement général, qui s'adresse en même temps à la constitution et vient la modifier. Le vin de quinquina, le sirop d'iodure de fer, l'huile de foie de morue sont les substances qui réussissent le mieux. A cela il faut aussi joindre une bonne nourriture et une bonne hygiène. Il est bien rare que les éruptions précédentes résistent à l'emploi de ces différents moyens.

Lorsqu'il existe du lichen chez un galeux, il est le plus souvent assez léger pour ne pas empêcher le malade d'être soumis immédiatement au traitement anti-psorique. Dans le cas cependant, où il serait trop intense, il faut l'améliorer en employant les mêmes moyens que nous avons indiqués précédemment pour l'eczéma.

Les lymphangites, les abcès dermiques qui peuvent compliquer la gale, sont traités par des cataplasmes appliqués continuellement sur les parties malades. Lorsque le pus est bien collecté dans ces petits abcès, on s'empresse de les inciser et la guérison survient promptement.

Enfin, s'il survient des furoncles, on se gardera bien de les ouvrir et surtout de purger plusieurs fois les malades, car ce traitement n'a aucune efficacité contre ce que l'on appelle la diathèse furonculeuse. Dans ce cas on se contente d'appliquer des cataplasmes émollients et de donner comme tisane, aux malades, de l'eau de goudron. Sous l'influence de ce traitement, on voit les furoncles qui existaient déjà suivre leur marche ordinaire et guérir ensuite, mais on ne voit généralement pas s'en produire d'autres. Nous devons à M. Hardy la communication de ce traitement des furoncles par l'eau de goudron ; et nous avons été maintes fois témoin dans son service de l'efficacité de cette indication, chez des malades qui étaient atteints de la diathèse furonculeuse.

2° *Moyens employés pour détruire l'acare.* — Une fois toutes ces complications guéries, ou du moins sensiblement améliorées, on peut entreprendre sans crainte le traitement de la gale. Grâce aux savantes recherches des dermatologistes modernes et surtout de M. Hardy, le traitement de la gale a atteint aujourd'hui une perfection que l'on ne pourra certes pas dépasser; et si naguère encore l'on admettait à l'hôpital Saint-Louis des malades atteints de la gale, cela n'a plus lieu maintenant, que pour les malades, qui présentent des complications assez étendues. M. Hardy, en restreignant la durée du traitement, a donc rendu un réel service, non-seulement à l'assistance publique, mais encore à l'ouvrier qui peut se guérir en quelques heures, sans perdre beaucoup de temps et même presque sans abandonner son travail.

Nous n'essayerons pas de décrire ici tous les moyens qui ont été employés pour détruire l'acare; cette partie de la maladie qui nous occupe a donné lieu à un assez grand nombre de travaux et de discussions, pour qu'il nous soit permis de ne pas entrer dans des détails, qui n'auraient d'autre but que celui d'allonger inutilement ce travail. Nous renvoyons donc aux auteurs déjà cités précédemment, et nous allons nous contenter d'indiquer les principales substances employées dans ces dernières années. Mais auparavant nous allons décrire le traitement externe institué, depuis plusieurs années à l'hôpital Saint-Louis, d'après les indications de M. Hardy. C'est encore le seul qui remplisse actuellement, avec le plus de promptitude et sans danger, les meilleures conditions voulues pour amener la guérison de la gale.

Lorsqu'un malade atteint de gale se présente à l'hôpital Saint-Louis et qu'il se trouve en état d'être soumis immédiatement au traitement, on commence par le frictionner entièrement avec de l'eau et du savon noir, de façon à le nettoyer le plus possible. On le place ensuite dans un bain simple pendant une demi-heure. Cette première indication a pour but non-seulement d'enlever toutes les saletés qui se trouvent à la surface de la peau, mais aussi de ramollir l'épiderme et de faire entre ouvrir le sillon. De cette façon l'acare se trouve plus accessible aux agents antiparasiticides. Le malade sort ensuite du bain et est frotté pendant une demi-heure au moins avec une pommade sulfuro-alcaline. La friction doit être un peu rude et avoir pour but de déchirer les sillons, afin que l'acare soit mis à nu et recouvert par la pommade; car, s'il n'était pas touché par cette substance, il pourrait ne pas mourir, et l'on verrait certainement la maladie récidiver.

La pommade employée anciennement était celle d'Helmerich; mais M. Hardy l'ayant trouvée un peu trop irritante et s'étant aperçu, du reste, qu'elle occasionnait assez souvent des lésions inflammatoires du côté de la peau, l'a modifiée ainsi qu'il suit :

<pre>
Axonge 1 . . . .   300 gr.
Soufre 1/6.   50
Sous-Carbonate de potasse 1/12.   25
</pre>

Le sel doit être mélangé au soufre seulement après avoir été dissout, parce que, dans le cas contraire, il produirait une irritation trop vive et des accidents pourraient en résulter.

On laisse ensuite les malades, pendant quelque temps, sous l'influence de cette pommade, et ils peuvent ensuite prendre un bain simple qui les lave complétement. Ils sortent alors guéris après deux heures de traitement. Il est rare, si le traitement a été bien fait et surtout si les frictions ont été générales, de voir la maladie récidiver. Il est indispensable, en effet, de faire les frictions également sur toutes les parties du corps, car bien que l'acare siége le plus souvent dans certains points spéciaux, on peut néanmoins le rencontrer partout, et il suffirait d'un seul insecte, abandonné dans un coin, pour reproduire en quelque temps la maladie. A l'époque où l'on se bornait à faire des frictions locales, on voyait souvent la maladie récidiver; maintenant, au contraire, que l'on n'emploie plus que les frictions générales, les récidives sont rares.

Dans la pratique civile, l'on ne peut avoir une aussi grande confiance dans les frictions; car celles-ci sont faites par des individus qui n'en ont pas l'habitude, et, si l'on n'y prend garde, on peut observer plus facilement des récidives que dans les hôpitaux, où le soin des frictions est confié à des hommes spéciaux et qui ne font pour ainsi dire que cela. Aussi est-il bon quelquefois, dans la pratique civile, de modifier un peu le traitement que nous venons de décrire, et de faire faire deux frictions à vingt-quatre heures d'intervalle; en laissant la première appliquée sur le corps pendant un temps assez long, huit à dix heures, par exemple, avant de faire prendre le dernier bain.

M. Bourguignon, se basant sur ce que la glycérine possède toutes les propriétés des corps gras sans en avoir les inconvénients, a modifié la pommade d'Helmerich et lui a substitué la formule suivante :

Gomme adraganthe.	1 gr.
Sous-carbonate de potasse.	50
Soufre	100
Glycérine	200
Essences de Menthe, lavande, etc., $\bar{a}\bar{a}$.	1

On fait un mucilage avec la gomme adraganthe et la glycérine; on ajoute ensuite le carbonate de potasse jusqu'à dissolution; et on verse le soufre et la glycérine par petites portions. On aromatise ensuite.

Les avantages que M. Bourguignon reconnaît à cette formule, sont les suivants.: 1° de ne pas tacher les vêtements; 2° d'être bienfaisante pour la peau; 3° d'avoir une odeur agréable; tandisque l'axonge, qui rancit facilement, cause de la douleur, altère les vêtements et possède de plus une odeur désagréable. On pourra donc, dans la pratique civile, se servir de la formule de M. Bourguignon; mais nous pensons que les doses de soufre et de sous-carbonate de potasse sont peut-être un peu élevées, et nous craignons que ce topique, ainsi fait, soit un peu irritant et cause de la douleur. Cependant, ne l'ayant pas expérimenté, nous sommes obligé de nous en rapporter à l'opinion de M. Bourguignon, qui le dit moins douloureux que la pommade sulfuro-alcaline, sur laquelle il a de plus l'avantage de ne pas altérer les vêtements et d'avoir une odeur plus agréable.

Pour terminer ce qui a rapport aux frictions, nous citerons comme substances encore employées dans le but de détruire les acares, les essences et surtout l'essence de térébenthine, les préparations mercurielles, l'huile de pétrole, etc.

L'essence de térébenthine a été très-vantée par M. Aubé, à cause de la facilité avec laquelle elle pénètre rapidement très-profondément les corps sur lesquels on l'applique, à cause de son prix peu élevé et l'avantage qu'elle paraît avoir d'agir aussi sur les œufs de l'acare. Mais elle doit être rejetée chez certaines personnes qui sont incommodées par son odeur; et chez d'autres, qui ont la peau fine et délicate, parce que chez ces dernières elle fait naître des éruptions eczémateuses.

Les préparations mercurielles sont des moyens infidèles et dangereux en ce qu'ils donnent souvent lieu à des éruptions diverses, et sont en outre susceptibles de produire la salivation. On doit donc aussi les rejeter ou ne les employer qu'avec une grande réserve.

Quant à l'huile de pétrole, on ne doit pas non plus l'employer comme traitement de la gale; parce qu'elle ne la guérit pas toujours et que les onctions peuvent produire des accidents généraux : tels que de l'agitation, de l'insomnie, des phénomènes d'ébriété; et des accidents locaux tout à fait semblables aux complications que nous avons signalées.

Mais ce n'est pas tout que d'avoir tué les acares qui se trouvaient sur la peau de l'homme ; il faut aussi détruire ceux qui ont pu rester dans les vêtements, car le malade en les reprenant serait susceptible de contracter de nouveau la gale; il faut donc aussi soumettre les vêtements à l'action de fumigations sulfureuses ; ou bien à une température supérieure à 80°, température dans laquelle les acares ne peuvent plus vivre.

Si le traitement, employé pour guérir la gale, a donné naissance à des éruptions du côté de la peau ; ou bien si celles-ci existaient avant l'emploi du traitement et n'étaient pas complètement disparues, il va sans dire que l'on soumettra ensuite les malades à un traitement approprié à la nature de l'éruption.

Il faut aussi savoir qu'après la guérison de la gale, les démangeaisons persistent souvent, et ne pas croire dans ces cas à une récidive qui pousserait le médecin à faire frictionner de nouveau son malade. Cette nouvelle friction n'aurait alors d'autre résultat que d'augmenter les démangeaisons. Il faut s'abstenir de donner des bains sulfureux, qui jouissent de la propriété d'exciter la peau et d'augmenter les phénomènes nerveux, qui persistent après la guérison de la gale. Dans ce cas donc, il faut savoir faire patienter le malade, et, si les démangeaisons sont par trop vives, les calmer à l'aide de quelques bains émollients

CONCLUSIONS

Arrivé à la fin de notre travail, nous croyons pouvoir légitimement conclure : que la gale, maladie connue dès la plus haute antiquité, est une affection de nature essentiellement parasitaire ; reconnaissant pour cause unique la contagion ; présentant un signe pathognomonique, le sillon et des symptômes accessoires. qui en rendent quelquefois le diagnostic difficile, symptômes consistant en des éruptions diverses du côté de la peau ; qu'enfin cette affection est loin d'être grave, puisqu'elle se termine toujours en peu de temps, par la guérison ; et que le soufre est encore le meilleur remède à lui opposer.

Paris. A. Parent, imprimeur de la Faculté de Médecine, rue M.-le-Prince, 31.

www.ingramcontent.com/pod-product-compliance
Ingram Content Group UK Ltd.
Pitfield, Milton Keynes, MK11 3LW, UK
UKHW020039100726
13658UKWH00003B/1430